Supriya Kumari

Impacto da Hipomineralização Molar-Incisivo em Crianças

Supriya Kumari

Impacto da Hipomineralização Molar-Incisivo em Crianças

Revisão da literatura e atualização recente

ScienciaScripts

Imprint
Any brand names and product names mentioned in this book are subject to trademark, brand or patent protection and are trademarks or registered trademarks of their respective holders. The use of brand names, product names, common names, trade names, product descriptions etc. even without a particular marking in this work is in no way to be construed to mean that such names may be regarded as unrestricted in respect of trademark and brand protection legislation and could thus be used by anyone.

Cover image: www.ingimage.com

This book is a translation from the original published under ISBN 978-620-6-16064-9.

Publisher:
Sciencia Scripts
is a trademark of
Dodo Books Indian Ocean Ltd. and OmniScriptum S.R.L publishing group

120 High Road, East Finchley, London, N2 9ED, United Kingdom
Str. Armeneasca 28/1, office 1, Chisinau MD-2012, Republic of Moldova, Europe
Printed at: see last page
ISBN: 978-620-7-68330-7

Conteúdo

RECONHECIMENTO

Para começar, inclino a minha cabeça para o Deus Todo-Poderoso por me ter concedido o dom da vida e por me ter dado os pés para me tornar um ser humano, sem o qual nenhum empreendimento meu seria um sucesso.

Reconheço humildemente a atitude amável e afectuosa dos meus respeitados professores ao longo do meu trabalho. Expresso os meus sinceros agradecimentos à minha orientadora, a Dra. Neha, Professora e Directora do Departamento de Pedodontia e Medicina Dentária Preventiva, Faculdade de Medicina Dentária e Centro de Investigação Maharaja Ganga Singh, Sri Ganganagar Rajasthan, pela sua orientação inestimável, direção graciosa, encorajamento inabalável e busca incansável de conhecimentos, que me ajudaram em todas as fases do meu trabalho.

Devo o meu profundo sentimento de gratidão e os meus sinceros agradecimentos à minha co-orientadora, a Dra. Ria Professor, Professora e Directora do Departamento de Pedodontia e Odontologia Preventiva, Faculdade de Medicina Dentária e Centro de Investigação Maharaja Ganga Singh, Sri Ganganagar Rajasthan, pela sua paciência inabalável e por me ter ensinado a pensar e a raciocinar enquanto aprendia, o que tem sido a principal fonte de inspiração durante o meu trabalho.

Expresso o meu profundo respeito aos meus seniores, co-legas e juniores pelas suas sugestões atenciosas e pelos seus esforços para conferir qualidade, requinte e qualidade ao estudo.

Gostaria de mencionar os nomes daqueles sem os quais a minha existência e os meus esforços são em vão, os meus queridos pais, Sr.

Ashok Kumar Choudhary e Sra. Kumari Sunita, pelos seus inúmeros esforços, orações sem reservas e bênçãos que me ajudaram a atingir grandes alturas.

INTRODUÇÃO

O tecido ectodérmico conhecido como esmalte é fortemente mineralizado e incapaz de cicatrizar após a mineralização. Os ameloblastos, as células que formam o esmalte, são extremamente sensíveis. Mesmo pequenas lesões nestas células durante a fase de formação do esmalte podem resultar em defeitos na qualidade do esmalte (hipoplasia) ou na quantidade (hipo mineralização), o que pode causar a formação de fossas ou sulcos lineares. A formação da matriz do esmalte (fase de secreção) e a mineralização do esmalte (fase de maturação) são as duas fases em que estas alterações podem ocorrer. Se ocorrer um desequilíbrio durante a fase de secreção do defeito do esmalte, este é referido como hipoplasia; se ocorrer durante a fase de maturação, é referido como hipomineralização[123] . Existem vários factores envolvidos que afectam o desenvolvimento e a diferenciação dos ameloblastos, que causam deformações na estrutura dentária. Por exemplo, a proteína morfogénica óssea (BMP) desempenha um papel importante na diferenciação dos ameloblastos. Quando o inibidor da BMP - a folistatina - é formado em excesso no epitélio dentário em desenvolvimento, os ameloblastos não se diferenciam e não se forma esmalte. Outro exemplo é o Dicer-1, a deleção do dicer-1 leva a uma diferenciação prejudicada dos ameloblastos, o que resulta numa menor formação de esmalte.

A presença de molares MIH não só exige que nós, dentistas, identifiquemos os problemas o mais cedo possível, como também temos de os explicar minuciosamente aos pais e à criança. Uma vez que apenas os primeiros molares permanentes e, por vezes, os incisivos são afectados pelo defeito de desenvolvimento do esmalte, os pais podem ficar tranquilos em relação à qualidade dos restantes dentes que ainda não irromperam.

Capítulo 1

FASES DO MIH

Os defeitos da HMI têm diferentes graus de gravidade (ligeiro a grave); além disso, o aspeto clínico varia de cremoso/branco a amarelo e castanho, com ou sem rutura pós-eruptiva (PEB). Foi registada uma prevalência relativamente elevada de HMI de 3 a 22% e de 2 a 40% na Europa e no mundo, respetivamente, embora os índices utilizados tenham variado. Apesar dos esforços intensivos para compreender a etiologia da HMI, esta ainda não foi totalmente elucidada. Foi colocada a hipótese de uma patogénese multifatorial com um possível componente genético. A gestão da HMI é considerada um desafio para os doentes, os prestadores de cuidados e o dentista.

HMI ligeira - As opacidades demarcadas encontram-se em áreas não sujeitas a tensão do MPF Opacidades isoladas Não há perda de esmalte por fratura nas áreas opacas Não há história de hipersensibilidade dentária Não há cáries associadas ao esmalte afetado O envolvimento dos incisivos é normalmente ligeiro, se presente

Restaurações atípicas **MIH-Intact** *moderadas* Opacidades demarcadas estão presentes no terço oclusal/incisal dos dentes sem degradação pós-eruptiva do esmalte A degradação pós-eruptiva do esmalte/cárie limita-se a 1 ou 2 superfícies sem envolvimento das cúspides A sensibilidade dentária é geralmente referida como preocupações estéticas normais

MIH severa - Desintegração do esmalte pós-eruptivo História de sensibilidade dentária Cárie generalizada associada ao esmalte afetado A destruição da coroa pode avançar rapidamente para envolver a polpa dentária Restauração atípica defeituosa está presente Preocupações estéticas são expressas pelo paciente ou pelos pais MIH: Hipomineralização do incisivo molar, FPM: Primeiro molar permanente[(8)]

Capítulo 2

ÍNDICE DE SEVERIDADE DE HIPOMINERALIZAÇÃO MOLAR (Kelly oliver et al) Pontuação dos dentes MHSI.

Pontuação de 3-6 (ligeira)

Descrição Defeitos de cor intactos, geralmente em superfícies lisas ou oclusais.

Tratamento: Fornecer terapia preventiva com FS e remineralização (verniz fluoretado/gel/espuma; CCP-ACP) ou iGICs se os defeitos estiverem em áreas de carga oclusal. Alguns dentes podem necessitar de restaurações se ficarem cariados ou desenvolverem PEB.

Pontuação de 7-9 (moderada)

Descrição: Defeitos amarelos ou castanhos nas superfícies oclusais ou cúspides que podem ter restaurações atípicas ou anteriores, PEB ou sensibilidade.

Gestão: Providenciar restaurações Adh, particularmente quando o PEB está presente; considerar SSC se o PEB for extenso. Estabilizar as superfícies de esmalte utilizando remineralização (verniz/gel/espuma de flúor; CCP-ACP), FS, e/ou iGICs. Considerar também a pontuação do MHSI na dentição e, se o defeito for extenso, considerar a extração no momento ideal com aconselhamento ortodôntico para incentivar o encerramento do espaço.[(9)]

Pontuações de 10-13 (grave)

Descrição: Defeitos castanhos ou amarelos com uma combinação de PEB, sensibilidade e restaurações atípicas ou restaurações anteriores.

Pontuação do MHSI na dentição.

Pontuações de 5-20 (ligeiro)

Descrição: Dentições variando de um a quatro FPMs levemente afetados, ou um FPM severamente afetado.

Tratamento: Fornecer terapêutica preventiva com FS e remineralização (verniz/gel/espuma de flúor; CCP-ACP) para defeitos ligeiros e MPFs não afectados. Tratar os defeitos graves de acordo com a pontuação do dente no MHSI.

Pontuação de 21-36 (moderada)

Descrição: Dentições com dois a quatro PPMs ligeira/moderadamente afectados, ou até dois PPMs gravemente afectados.

Tratamento: Fornecer terapêutica preventiva com FS e remineralização (verniz fluoretado/gel/espuma; CCP-ACP) para defeitos ligeiros e MPFs não afectados. Estabilizar a superfície do esmalte com iGIC ou SSC até à elaboração de um plano de tratamento definitivo ou enquanto se aguarda a extração no momento ideal, após aconselhamento ortodôntico que incentive o encerramento do espaço. Providenciar restaurações Adh, particularmente quando o PEB está presente; considerar SSC se o PEB for extenso.[10]

Pontuação de 37-52 (grave)

Descrição: Dentições com quatro FPMs severamente afectados.

Gestão: Providenciar restaurações Adh ou extracções para um ou mais dentes afectados. Obter aconselhamento ortodôntico atempado para verificar a adequação e o momento das extracções, particularmente para pontuações de 45-52. Se os FPMs tiverem sido restaurados sem sucesso em várias ocasiões, colocar SSCs ou extrair.[10]

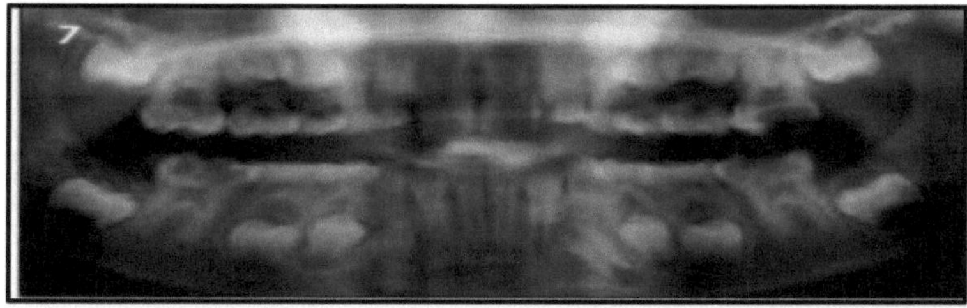

Fig. 16: Vista radiográfica OPG de uma criança de oito anos com HMI.

Razão para a suscetibilidade apenas dos primeiros molares permanentes e dos

Incisivos:

O estádio de desenvolvimento da dentição depende da idade da criança e, por conseguinte, a suscetibilidade de diferentes dentes a perturbações do desenvolvimento em diferentes alturas varia. O desenvolvimento dos primeiros molares e incisivos permanentes começa no quarto mês de gestação e a formação de tecido duro nos mesmos começa por volta ou logo após o nascimento. A formação do esmalte nos primeiros incisivos superiores está concluída no final do quinto ano de vida e nos primeiros molares por volta dos três anos. Assim, os incisivos permanentes e os primeiros molares humanos estão em maior risco de defeitos causados por factores ambientais sistémicos até aos primeiros anos de vida.[44]

	INÍCIO DA CALIFICAÇÃO		COROA CONCLUÍDA		ERRUPÇÃO	
DENTES	MAXILLA	MANIPULÁVEL	MAXILLA	MANIPULÁVEL	MAXILLA	MANIPULÁVEL
I 1	3 meses	3 meses	4 anos	3 anos	7 anos	6 anos
I 2	11 meses	3 meses	5 anos	4 anos	8 anos	7 anos
M 1	32 semanas no útero	32 semanas no útero	4 anos	3 anos	6 anos	6 anos

Cronologia do desenvolvimento dentário dos molares e incisivos permanentes, tal como descrita por Proffit (1993)

Capítulo 3

CONSIDERAÇÕES ETIOLÓGICAS DO MIH

A mineralização dos dentes decíduos começa às 14-18 semanas no útero. A formação das raízes dos dentes decíduos completa-se entre 1,5 e 3 anos. As coroas estão meio mineralizadas ao nascimento e tornam-se completamente formadas durante o primeiro ano de vida. A mineralização dos dentes permanentes começa aproximadamente ao nascimento, começando com os primeiros molares. Os incisivos e caninos iniciam a sua mineralização durante o primeiro ano de vida, enquanto a mineralização dos pré-molares e segundos molares começa entre o segundo e o terceiro ano de vida. No entanto, o intervalo de tempo normal é alargado. As coroas dos dentes permanentes (exceto os terceiros molares) estão geralmente completas entre os 5 e os 7 anos de idade. Em geral, os dentes mandibulares desenvolvem-se mais cedo do que os dentes maxilares. Foi observada uma diferença acentuada entre os sexos na formação dos dentes, estando as raparigas, em média, meio ano mais adiantadas do que os rapazes[44] .

Foram mencionadas várias causas de HMI, mas a etiologia ainda não é clara. Algumas das possíveis causas são:

- Condições ambientais
- Infecções do trato respiratório
- Complicações perinatais
- Dioxinas
- Inanição de oxigénio e baixo peso à nascença
- Perturbações do metabolismo do cálcio e do fosfato
- Doenças da infância
- Antibióticos

- Amamentação prolongada

Implicações clínicas

A HMI apresenta um conjunto de problemas que podem exigir uma abordagem multidisciplinar para a sua gestão. Dependendo da gravidade, os doentes afectados por

A HMI pode apresentar vários problemas clínicos, incluindo

desgaste rápido do pé,

perda de esmalte dos pés,

ft maior suscetibilidade à cárie,

sensibilidade do pé, e

medo dentário e ansiedade associados à dor.[106]

Devido ao facto de o esmalte afetado pela MIH ser menos denso e poder ser poroso e descolorido, alguns dentes afectados pela MIH estão sujeitos a uma rutura pós-eruptiva e têm uma maior sensibilidade a alterações de temperatura ou a estímulos mecânicos.[107]

As alterações do esmalte do tipo MIH representam um grande desafio não só para os pacientes, mas também para o dentista. Foi demonstrado que os dentes hipomineralizados são difíceis de anestesiar, o que pode resultar em desconforto para a criança durante o tratamento dentário.[110] Tem sido recomendado complementar a anestesia local com sedação ou analgesia relativa quando a anestesia local por si só não funciona. Também pode ser útil utilizar o controlo sistémico da dor para os cuidados de restauração nestes doentes.

Devido ao facto de a MIH se tornar aparente apenas com a erupção dos primeiros molares permanentes e dos incisivos permanentes, pode ser necessário um tratamento dentário significativo entre os seis e os oito anos de idade. Num grupo etário tão jovem, isto pode ser um desafio e pode levar à ansiedade dentária.[111] As crianças com HMI podem também apresentar uma estética deficiente quando estão envolvidos dentes anteriores.

Por conseguinte, é importante que o aspeto estético também seja tido em conta durante o planeamento do tratamento. Para além das dificuldades de restauração enfrentadas pelos clínicos dentários, foi relatado que as crianças com HMI têm níveis mais elevados de medo e ansiedade dentária. Além disso, foi demonstrado que as crianças com HMI recebem mais tratamento dentário do que as crianças não afectadas. Vários estudos demonstraram que os molares com HMI requerem mais visitas, um tratamento mais invasivo e dispendioso, e que são demonstradas taxas de insucesso de restaurações mais elevadas[112] .Os seguintes são os problemas clínicos mais frequentemente relatados para os pacientes com HMI:

- A degradação do esmalte pós-eruptivo leva à exposição da dentina, o que torna o dente em risco de envolvimento pulpar.
- Sensibilidade dentária, que pode levar a uma má higiene oral e, por conseguinte, a uma maior suscetibilidade à cárie.

Embora os mecanismos que levam à hipersensibilidade em dentes hipomineralizados ainda não estejam bem estabelecidos, foi levantada a hipótese de que esta ocorre devido ao stress crónico da polpa causado pela maior porosidade do esmalte e pela maior amplitude dos túbulos dentinários [Rodd et al., 2007] também por,

- Problemas de anestesia local que estão possivelmente relacionados com a inflamação crónica da polpa.
- Problemas de gestão comportamental devido ao medo e à ansiedade dentária, que estão relacionados com a dor sentida pelos pacientes durante as múltiplas consultas de tratamento.
- Problemas estéticos em dentes anteriores.
- Perda de dentes.

- Dificuldades ocasionais de erupção dos molares devido à rugosidade do esmalte. Impacto negativo no desempenho escolar da criança devido à ausência da escola. - Preocupações financeiras para as famílias.

SÍNDROME ASSOCIADA À MIH

Verifica-se que a síndrome de deleção 22q11 está associada à MIH. Os doentes com a síndrome de deleção 22q11 têm muitos e complexos problemas médicos, incluindo hipocalcemia e/ou hipoparatiroidismo.

Capítulo 4

HIPOMINERALIZAÇÃO NA QUALIDADE DE VIDA DAS CRIANÇAS IMPACTO DO MOLAR-INCISIVO

Ao avaliar o impacto de uma condição oral na QVRSB, devem ser consideradas as condições socioeconómicas e demográficas, bem como a hierarquia de possíveis associações. Os indivíduos que vivem em condições socioeconómicas mais baixas estão mais expostos a factores de risco que podem afetar a saúde oral e, consequentemente, o seu ambiente funcional, psicológico e social. Nestes casos em que múltiplos determinantes estão envolvidos num único resultado, a hierarquia destes factores deve ser determinada, o que pode facilitar a avaliação das variáveis independentes e permitir a identificação de potenciais factores de confusão.[115]

Nos dentes decíduos, verificou-se um impacto das restaurações no domínio dos sintomas orais, bem como das extracções nos domínios da limitação funcional, do bem-estar emocional e do bem-estar social.

Poucos estudos abordaram a má oclusão em crianças com dentição mista.

No que diz respeito à cárie dentária, o estudo de Leal et al., utilizando o Sistema Internacional de Deteção e Avaliação da Cárie (ICDAS), referiu que a presença de lesões na dentina estava negativamente associada à QVRSB. MIH-TNI por Steffen et al., Eur Arch Paediatr Dent, O conceito MIH de Wurzburg: o índice de necessidade de tratamento MIH (MIH TNI), R. Steffen, N.

Kramer, K. Bekes, 2017

ÍNDICE	DEFINIÇÃO
0	Sem MIH, clinicamente livre de MIH
1	MIH sem hipersensibilidade, sem defeito
2	MIH sem hipersensibilidade, com defeito
2a	<1/3 da extensão do defeito
2b	>1/3 <2/3 extensão do defeito
2c	>2/3 de extensão do defeito e/ou defeito próximo da polpa ou extração ou restauração atípica
3	MIH com hipersensibilidade, sem defeito
4	MIH com hipersensibilidade, com defeito
4a	<1/3 da extensão do defeito
4b	>1/3 <2/3 extensão do defeito
4c	>2/3 de extensão do defeito e/ou defeito próximo da polpa ou extração ou restauração atípica

De acordo com o seminário da Academia Europeia de Odontopediatria (EAPD) realizado em Atenas em 2003. (Weerheijmet al., 2003) O diagnóstico da HIM deve basear-se em pontuações que variam de 0 a 10. (Ghanim et al., 2011) O rastreio da HIM deve ser feito em crianças com oito anos de idade; o exame da HIM deve ser realizado em dentes húmidos após a remoção de detritos com um rolo de algodão; os primeiros molares e incisivos permanentes devem ser examinados, cada dente como visto.

CÓDIGO	CRITÉRIOS
0	Sem defeitos no esmalte
1	Opacidades demarcadas de cor branca/creme, sem PEB 1a Opacidades demarcadas de cor branca/creme, com PEB
2	Opacidades demarcadas amarelas/castanhas, sem PEB
2a	Opacidades demarcadas amarelas / castanhas, com PEB
3	Restauração atípica
4	Desaparecido devido ao MIH
5	Parcialmente erupcionado (ou seja, menos de um terço da coroa alta) com evidência de MIH
6	Não erupcionado / parcialmente erupcionado sem evidência de MIH
7	Opacidades difusas (não MIH)
8	Hipoplasia (não MIH)
9	Lesão combinada (opacidades difusas / hipoplasia com MIH)
10	Opacidades demarcadas apenas nos incisivos

Capítulo 5

DIAGNÓSTICO E DIAGNÓSTICO DIFERENCIAL DE MIH

Fluorose

Esta situação está associada a um historial de ingestão de flúor durante o desenvolvimento do esmalte. Clinicamente, a fluorose apresenta-se como opacidades brancas difusas, lineares, irregulares ou confluentes sem um limite claro. A gravidade pode variar desde estrias pouco perceptíveis no esmalte até à desfiguração grosseira com perda quase completa da parte externa do esmalte. Afecta os dentes num padrão simétrico e bilateral, ao contrário da HMI que é assimétrica. Além disso, os dentes afectados pela fluorose são resistentes à cárie, enquanto na HMI são propensos à cárie.

Hipoplasia do esmalte

Trata-se de um defeito quantitativo com espessura reduzida do esmalte. As margens das lesões hipoplásicas do esmalte são, na sua maioria, regulares e suaves, indicando uma falta de esmalte no desenvolvimento e pré-eruptiva. As margens na HMI com quebra pós-eruptiva do esmalte são nítidas e irregulares devido ao corte pós-eruptivo do esmalte enfraquecido.

Amelogénese imperfeita

Trata-se de uma doença genética que resulta num esmalte hipoplásico, hipomaturado ou hipomineralizado. Nesta condição, todos os dentes de ambas as dentições são afectados e existe frequentemente uma história familiar.

Lesão de mancha branca

Este é o sinal clínico mais precoce da cárie. As lesões têm um aspeto mais calcário, mate ou opaco do que o esmalte saudável adjacente. Podem ser distinguidas da HIM porque ocorrem em áreas de estagnação da placa bacteriana, como a margem cervical do dente.

Hipomineralização traumática

Esta situação está associada a um historial de traumatismo dentário no dente primário antecessor. A infeção periapical do dente primário pode perturbar a mineralização do germe dentário subjacente. Tem uma grande variedade de apresentações clínicas que diferem em forma, contorno, localização e cor. É frequentemente limitada a um dente e assimétrica.

A HIM também pode ser confundida com fluorose, no entanto, as opacidades do esmalte da fluorose são difusas, em contraste com os limites normalmente bem demarcados do esmalte hipomineralizado observados na HIM.[117] Além disso, o esmalte fluorizado é geralmente resistente à cárie, em contraste com o esmalte afetado pela HMI, propenso à cárie. Para além disso, a diferença entre a HIM e a IA é uma questão de definição. Na maioria dos casos, a HMI produz perturbações assimétricas nos PMFs e nos incisivos, ao contrário da IA, em que todos os dentes são afectados simetricamente. A MIH é também uma condição cronológica que afecta os dentes do mesmo período de desenvolvimento dentário. Além disso, geralmente há uma história familiar positiva nos casos de IA.117,118

Critérios clínicos para a diferenciação entre MIH, Amelogeneis Imperfecta e Fluorose:

CONDIÇÃO	CONCLUSÕES
Amelogeneis Imperfecta (AI)	envolve todos os dentes, a história familiar está presente, os dentes podem parecer taurodontes na radiografia
Fluorose	Opacidades difusas que são resistentes à cárie. O número de dentes envolvidos depende do tempo de exposição.
Hipomineralização dos incisivos molares	Envolve os PFM e os incisivos, estarão presentes opacidades bem demarcadas que serão propensas a cáries. Apenas os casos graves podem assemelhar-se a AI. Não há aparência de taurodont na radiografia.

Capítulo 6

GESTÃO DO MIH

Considerações sobre o complexo dentino-pulpar e MIH

Com base nos achados citoquímicos imunológicos em primeiros molares permanentes hipomineralizados, as alterações na inervação pulpar, na vascularização e na acumulação de células imunitárias foram indicativas de uma resposta inflamatória.(Rodd et al.,2007a) Além disso, os aspectos morfológicos da HIM podem favorecer a entrada de contaminantes bacterianos (Fagrell et al., 2008), resultando assim numa inflamação crónica da polpa (Rodd et al., 2007b)

As opções de tratamento menos conservadoras, mas frequentemente necessárias, incluem a utilização de coroas de aço inoxidável, coroas de gesso permanentes ou a extração dos dentes afectados em associação com o aparelho ortodôntico ou a substituição dos dentes por uma ponte ou implante.

Foram identificados vários factores de risco para o desenvolvimento de BMP e DFA, por exemplo

- baixa idade,
- medo dentário dos pais,
- ansiedade geral da criança, características temperamentais e
- tratamentos dentários dolorosos

A hipersensibilidade também pode complicar o tratamento clínico da HMI. Quando presente, será essencial uma analgesia profunda para todos os procedimentos. Por conseguinte, mesmo os procedimentos clínicos preventivos não invasivos, como os selantes de fissuras, podem representar um desconforto significativo para estas crianças pequenas, aumentando a sua ansiedade e causando problemas de gestão comportamental. A rápida degradação do esmalte pós-eruptivo que pode surgir na HMI coloca outro problema clínico para este grupo de crianças.

Capítulo 7

ETAPAS PROCEDIMENTOS RECOMENDADOS

(Uma abordagem de gestão clínica para primeiros molares permanentes afectados por molares Hipomineralização do Incisivo)

Por William et al 2006

PASSOS	PROCEDIMENTOS RECOMENDADOS
Identificação dos riscos	Avaliar a história clínica para detetar possíveis factores etiológicos
Diagnóstico precoce	Examinar os molares de risco numa radiografia, se possível Monitorizar estes dentes durante a erupção
Remineralização e dessensibilização	Aplicar fluoretos tópicos localizados
Prevenção da cárie dentária e do PEB	Instituir através de um programa de cuidados domiciliários de higiene oral Reduzir a cariogenicidade e a erosividade da dieta Colocar selantes de fossas e fissuras
Restaurações e extracções	Colocar restaurações intracoronárias (resina composta) coladas com adesivo de primário autocondicionante ou restaurações extracoronárias (coroas de aço inoxidável). Considerar os resultados ortodônticos após a extração
Manutenção	Monitorizar as margens das restaurações para PEB Considerar restaurações de cobertura coronal completa a longo prazo

Assim, as estratégias de higiene oral que podem ser dadas aos pais ou aos doentes nos casos em que a escovagem dos dentes é difícil devido às superfícies sensíveis e pouco mineralizadas dos molares afectados são as seguintes

1. Escovar suavemente os molares afectados com uma pasta de dentes dessensibilizante (de preferência com flúor) numa escova de dentes macia;
2. Aplicar diariamente um creme tópico CPP-ACP com um cotonete; e
3. Aplicar regularmente um gel de tratamento com flúor de baixa concentração, utilizando um cotonete.

À medida que ocorre a remineralização e a dessensibilização dos molares afectados, podem ser instituídas estratégias regulares de higiene oral.

Uma má higiene oral favorece a retenção da placa bacteriana e promove o rápido desenvolvimento de cáries.[130]

Restauração de primeiros molares permanentes hipo mineralizados

A restauração dos MAPs afectados é frequentemente complicada por:

1. dificuldades em conseguir a anestesia;
2. gerir o comportamento da criança;
3. determinar a quantidade de esmalte afetado a remover; e selecionar um material de restauração adequado

A escolha dos materiais dependerá da gravidade do defeito e da idade e cooperação da criança.

As opções de restauração incluem:

- cimentos de ionómero de vidro (CIV),
- cimentos de ionómero de vidro modificados por resina (RMGIC),
- compósitos de resina modificada com poliácidos (PMRC),
- compósitos de resina (RC),
- amálgama, coroas de aço inoxidável (SSCs) e coroas ou onlays indirectos adesivos ou fundidos.
- Restaurações utilizando um sistema de restauração híbrido de vidro e efectuadas no terreno com a técnica ART

Os materiais adesivos são normalmente escolhidos devido aos contornos atípicos das cavidades após a remoção do esmalte hipo mineralizado.

Para substituição de dentina ou como restauração provisória, o GIC fornece:

1) facilidade de colocação; 2)

libertação de fluoreto; e 3)

ligação química.

Os RMGICs oferecem vantagens semelhantes aos GICs; a incorporação de resina e foto-iniciadores melhora:

1) manuseamento;
2) resistência ao desgaste;
3) resistência à fratura; e
4) resistência à fratura

PREVENTIVA	☐ Aplicação tópica de flúor ☐ Pasta de dentes dessensibilizante ☐ Aplicar diariamente um creme tópico CPP-ACP com um cotonete ☐ Os selantes de cimento de ionómero de vidro (CIV) podem proporcionar proteção contra a cárie e reduzir a permeabilidade da superfície
DIRECTO RESTAURAÇÃO	Colocação da margem da cavidade • Todo o esmalte defeituoso é removido • Apenas o esmalte muito poroso é removido, até se sentir uma boa resistência da broca ao esmalte. Restaurações GIC • GIC convencional, GIC modificado com resina (RMGIC) • Capacidade de aderência ao esmalte e à dentina • Libertação de fluoreto a longo prazo
	• Propriedades mecânicas mais fracas • Não é recomendada a utilização em zonas de tensão • Ser utilizado como um restauro intermédio Restaurações de resina composta • Estabilidade a longo prazo em comparação com outros materiais de restauração • Os compósitos de resina modificada com poliácidos • Ter boas características de manuseamento • Libertação e absorção de fluoreto; e • Possuem propriedades de resistência à tração e à flexão superiores às do GIC e do RMGIC, mas inferiores às do compósito de resina

	A utilização de PMRCs em dentes permanentes é restrita a áreas que não suportam stress
RESTAURAÇÕES DE COBERTURA TOTAL	Quando os PFMs têm PEB moderado a grave, as coroas de aço inoxidável pré-formadas (SSCs) são o tratamento de eleição • Prevenir a deterioração dos dentes • Controlo da sensibilidade dentária • Estabelecer contactos interproximais correctos e relações oclusais • Não são tão sensíveis à técnica ou tão dispendiosos como o gesso restaurações • Requerem pouco tempo para serem preparados e inseridos • Se não for corretamente adaptado, pode produzir uma mordida aberta, gengivite ou ambas • Colocados corretamente, os SSCs podem preservar os PFMs com MIH até ser possível efetuar restaurações com gesso Coroas e onlays adesivas ou fundidas indirectas de cobertura parcial e total em comparação com SSCs, restaurações fundidas • Requerem uma redução dentária mínima • Minimizar o trauma pulpar • Proteger a estrutura dentária • Proporcionam uma elevada resistência para sobreposições de cúspides • Sensibilidade de controlo • Mantêm a saúde periodontal devido à sua capacidade

	supragengival margens
Extração e consideração ortodôntica	A extração atempada é uma opção de tratamento viável em casos de: • Hipomineralização grave • Sensibilidade ou dor severas • Grandes lesões multi-superfície • Dificuldade de restauração • Incapacidade de obter anestesia local • Problemas de gestão do comportamento que impedem tratamento de restauração • Patose apical • Requisitos de espaço ortodôntico, em que os FPM são fortemente restaurado na presença de • Encolhimento distal na arcada e no terceiro permanente molares razoavelmente posicionados • Considerações financeiras que impedem outras formas de tratamento Se a condição ortodôntica fosse favorável, a idade dentária ideal para a extração do MPF defeituoso seria entre os 8,5 e os 9 anos de idade

CONCLUSÃO

A HIM afecta um número substancial de crianças em todo o mundo e tem um grande impacto na necessidade de tratamento e na ansiedade dentária, e existem muitos estudos, mas a etiologia ainda é incerta. A maioria dos estudos existentes implica que a etiologia da HMI é complexa, com factores sistémicos e genéticos indeterminados que perturbam a amelogénese normal nos dentes afectados. Numa tentativa de explicar os possíveis factores etiológicos, é importante recordar que entre as 28 semanas in utero e os primeiros 10 dias de vida, os ameloblastos iniciam a amelogénese nos primeiros molares permanentes, seguindo-se mais tarde os outros dentes permanentes. A interrupção da função dos ameloblastos, temporária ou permanentemente, e dependendo do momento do insulto, produzirá hipoplasia do esmalte ou hipo mineralização do esmalte.

O último trimestre da gravidez é um período crítico durante o qual se inicia a amelogénese dos PMFs e dos dentes incisivos. Múltiplos episódios de febre alta materna, infecções virais como a rubéola e a varicela, vómitos prolongados até ao último mês de gravidez, infecções do trato urinário, hipertensão materna, diabetes materna, deficiência renal e desnutrição durante o último trimestre de gravidez são alguns dos presumíveis factores causais.

No entanto, menos casos de DMI estavam relacionados com doenças no período pré-natal, em comparação com todos os outros períodos, o que indica que o feto em desenvolvimento pode, em certa medida, estar protegido no útero contra factores de risco putativos.

Embora os investigadores tenham especulado durante vários anos sobre os factores etiológicos envolvidos no desenvolvimento da HAM, a natureza retrospetiva da maioria dos estudos sobre a HAM é um grande problema. Estes estudos baseiam-se principalmente na recordação dos pais, muitas vezes muitos anos após o acontecimento, pelo que a força das provas é limitada. Além disso, nem todas as informações obtidas nestes estudos são fiáveis, uma vez que alguns os aspectos da saúde materna durante a gravidez, a recordação da duração do aleitamento materno, as doenças infantis e a utilização de medicamentos têm menos probabilidades de serem fiáveis.

A etiologia da HAM permanece pouco clara e, neste momento, é impossível rotular qualquer fator como sendo um fator etiológico devido a relatórios não específicos, fracos e contraditórios sobre a etiologia da HAM. De um modo geral, quase todos os estudos que exploraram os possíveis factores etiológicos subjacentes à HAM concordaram que não existe um apoio forte e válido para qualquer fator etiológico específico.

A HIM pode ter uma etiologia multifatorial, com factores que actuam em conjunto ou mesmo de forma sinérgica. Podem existir diferentes tipos de HMI e pode haver uma predisposição genética associada a um ou mais de uma série de insultos sistémicos que ocorrem numa fase suscetível do desenvolvimento de dentes específicos.

Por conseguinte, os conhecimentos actuais sugerem que a HMI pode ter uma etiologia multifatorial, actuando adicionalmente ou mesmo de forma sinérgica. Assim como, uma predisposição genética associada a uma ou mais de uma série de insultos sistémicos que ocorrem numa fase suscetível do desenvolvimento de dentes específicos. Isto explica porque é que, de uma forma aparentemente aleatória, vários dentes podem ser gravemente afectados enquanto os seus dentes bilaterais não são afectados.

REFERÊNCIAS

1 . Weerheijm KL, Mejare I. Hipomineralização dos incisivos molares: um inventário por questionário da sua ocorrência nos países membros da Academia Europeia de Dentisteria Pediátrica (EAPD). Int J Paediatr Dent. 2003;13(6):411-6.

2 . Balmer RC, Laskey D, Mahoney E, Toumba KJ. Prevalência de defeitos do esmalte e MIH em comunidades não fluoretadas e fluoretadas. European Journal of Paediatric Dentistry. 2005 Dec;6(4):209.

3 . Jalevik B, Dietz W, Noren JG. Análise de micrografia eletrónica de varrimento de esmalte hipomineralizado em primeiros molares permanentes. Revista internacional de odontologia pediátrica. 2005 Jul;15(4):233-40.

4 . Kotsanos N, Kaklamanos EG, Arapostathis K. Treatment management of first permanent molars in children with Molar-Incisor Hypomineralisation. Revista Europeia de Odontopediatria. 2005 Dec;6(4):179.

5 . Crombie FA, Manton DJ, Palamara JE, Zalizniak I, Cochrane NJ, Reynolds EC. Characterisation of developmentally hypomineralised human enamel. Journal of dentistry. 2013 Jul 1;41(7):611-8.

6 . Fernandez Carvajal MC, Jimenez Cardenas E, Rueda Mutis JL. Prevalência de hipomineralização de molares e incisivos permanentes em crianças entre 7 e 10 anos no Instituto Técnico Nacional de Comércio.

7 . DA COSTA-SILVA CM, Jeremias F, de Souza JF, De CASSIA LOIOLA CORDEIRO RI, SANTOS-PINTO LO, Cilense Zuanon AC. Hipomineralização de incisivos molares: prevalência, severidade e consequências clínicas em crianças brasileiras. International Journal of Paediatric Dentistry. 2010 Nov;20(6):426-34.

8 . Lygidakis NA. Modalidades de tratamento em crianças com dentes afectados por hipomineralização do esmalte molar-incisivo (MIH): uma revisão sistemática. Arquivos Europeus de Odontopediatria. 201

9 . Farah RA, Monk BC, Swain MV, Drummond BK. Conteúdo proteico do esmalte hipomineralizado de molares-incisivos. Journal of dentistry. 2010 Jul 1;38(7):591-6.0 Abr 1;11(2):65-74.

10 . Salih BA, Khalaf MS. Prevalência de molar-incisivo-hipomineralização em crianças que frequentam a clínica de pedodontia da Faculdade de Medicina Dentária da Universidade de Bagdade. Jornal da faculdade de medicina dentária de Bagdade. 2012;24(4):121-5.

11 Elfrink ME, Ten Cate JM, Jaddoe VW, Hofman A, Moll HA, Veerkamp JS. Hipomineralização de molares decíduos e hipomineralização de incisivos molares. Journal of dental research. 2012 Jun;91(6):551-5.

12 Ghanim AM, Morgan MV, Marino RJ, Bailey DL, Manton DJ. Factores de risco de segundos molares decíduos hipomineralizados num grupo de crianças iraquianas em idade escolar. Arquivos Europeus de Odontopediatria. 2012 Jun 1;13(3):111-8.

13 Jeremias F, Koruyucu M, Kuchler EC, Bayram M, Tuna EB, Deeley K, Pierri RA, Souza JF, Fragelli CM, Paschoal MA, Gencay K. Genes expressos no desenvolvimento do esmalte dentário estão associados à hipomineralização do molarincisivo. Arquivos de biologia oral. 2013 Oct 1;58(10):1434-42.

14 Fagrell TG, Salmon P, Melin L, Noren JG. Início da hipomineralização do incisivo molar (MIH). Swed Dent J. 2013 Jan 1;37(2):61-70.

15 Kuhnisch J, Thiering E, Heitmuller D, Tiesler CM, Grallert H, Heinrich-Weltzien R, Hickel R, Heinrich J, Grupo de Estudo GINI-10 Plus, Grupo de Estudo LISA-10 plus. Estudo de associação de todo o genoma (GWAS) para hipomineralização de incisivos molares (MIH). Clinical oral inSonmez H, Yildirim G, Bezgin T. Putative factors associated with molar incisor hypomineralisation: an epidemiological study. Arquivos Europeus de Odontopediatria. 2013 Dec 1;14(6):375-80.vestigations. 2014 Mar 1;18(2):677-82.

16 Elfrink ME, Ten Cate JM, Van Ruijven LJ, Veerkamp JS. Conteúdo mineral em dentes com hipomineralização de molares decíduos (DMH). Journal of dentistry. 2013 Nov 1;41(11):974-8.

17 Kuhnisch J, Thiering E, Kratzsch J, Heinrich-Weltzien R, Hickel R, Heinrich J, Grupo de Estudo GINIplus, Grupo de Estudo LISAplus. Elevated

serum 25 (OH)-vitamin D levels are negatively correlated with molarincisor hypomineralization. Journal of dental research. 2015 Feb;94(2):381-7

18 Oliver K, Messer LB, Manton DJ, Kan K, Ng F, Olsen C, Sheahan J, Silva M, Chawla N. Distribuição e gravidade da hipomineralização molar: ensaio de um novo índice de gravidade. Revista internacional de odontologia pediátrica. 2014 Mar;24(2):131-51.

19 Serna C, Vicente A, Finke C, Ortiz AJ. Fármacos relacionados com a etiologia da hipomineralização dos incisivos molares: uma revisão sistemática. O Jornal da Associação Dentária Americana. 2016 Feb 1;147(2):120-30.

20 . Sidaly R, Landin MA, Suo Z, Snead ML, Lyngstadaas SP, Reseland JE. Hypoxia increases the expression of enamel genes and cytokines in an ameloblast-derived cell line. Revista europeia de ciências orais. 2015 Oct;123(5):335-40.

21 . Fragelli CM, Souza JF, Jeremias F, Cordeiro RD, Santos-Pinto L. Hipomineralização de incisivos molares (MIH): tratamento conservador para restaurar os dentes afetados. Brazilian oral research. 2015;29(1):1-7.

22 . Temilola OD, Folayan MO, Oyedele T. Prevalência e padrão de hipomineralização de molares decíduos e hipomineralização de molares-incisivos em crianças de uma população suburbana na Nigéria.
BMC Oral Health. 2015 Dec;15(1):73.

23 . Sidaly R, Schmalfuss A, Skaare AB, Sehic A, Stiris T, Espelid I. Pontuação de Apgar no quinto minuto < 5 e Hipomineralização do Incisivo Molar (MIH) - um estudo de caso-controlo. BMC oral health. 2017 Dec;17(1):25.

24 . Jeremias F, Pierri RA, Souza JF, Fragelli CM, Restrepo M, Finoti LS, Bussaneli DG, Cordeiro RC, Secolin R, Maurer-Morelli CV, ScarelCaminaga RM. Associação genética de base familiar para hipomineralização molar-incisivo. Caries research. 2016;50(3):310-8.

25 Bekes K, Heinzelmann K, Lettner S, Schaller HG. Eficácia de produtos dessensibilizantes contendo 8% de arginina e carbonato de cálcio para alívio da hipersensibilidade em molares afectados por MIH: um estudo clínico de 8

semanas. Investigações clínicas orais. 2017 Sep 1;21(7):2311-7.

26 Van Der Tas JT, Elfrink ME, Vucic S, Heppe DH, Veerkamp JS, Jaddoe VW, Rivadeneira F, Hofman A, Moll HA, Wolvius EB. Associação entre massa óssea e hipomineralização dentária. Journal of dental research. 2016 Apr;95(4):395-401.

27 Biondi AM, Cortese SG, Babino L, Fridman DE. Comparação da Densidade Mineral na Hipomineralização de Incisivos Molares aplicando vernizes fluoretados e fosfopeptídeo de caseína-fosfato de cálcio amorfo.

28 . Teixeira RJ, Andrade NS, Queiroz LC, Mendes FM, Moura MS, Moura LD, Lima MD. Explorando a associação entre fatores genéticos e ambientais e a hipomineralização de incisivos molares: evidências de um estudo com gêmeos. International journal of paediatric dentistry. 2018 Mar;28(2):198-206.

29 Fan L, Deng S, Sui X, Liu M, Cheng S, Wang Y, Gao Y, Chu CH, Zhang Q. A ativação constitutiva da в-catenina nos ameloblastos leva à hipomineralização do esmalte dos incisivos. Jornal de histologia molecular. 2018 Oct 1;49(5):499-507.

30 Wu X, Wang J, Li YH, Yang ZY, Zhou Z. Associação da hipomineralização dos incisivos molares com o nascimento prematuro ou o baixo peso à nascença: revisão sistemática e meta-análise. O Jornal de Medicina Materno-Fetal e Neonatal. 2018 Oct 17:1-9.

31 Kramer N, Khac NH, Lucker S, Stachniss V, Frankenberger R. Estratégias de ligação para esmalte e dentina afectados por MIH. Materiais Dentários. 2018 Feb 1;34(2):331-40.

32 Dixit UB, Joshi AV. Eficácia da anestesia local intra-óssea para procedimentos de restauração em dentes molares incisivos afectados por hipomineralização em crianças. Odontologia clínica contemporânea. 2018 Sep;9(Suppl 2):S272.

33 Bhandari R, Thakur S, Singhal P, Chauhan D, Jayam C, Jain T. Efeito de ocultação da infiltração de resina no incisivo de pacientes com hipomineralização de incisivos molares de grau I. Um estudo in vivo: Um

estudo in vivo. Jornal de medicina dentária conservadora: JCD. 2018 Jul;21(4):450.

34 Wuollet E, Laisi S, Alaluusua S, Waltimo-Siren J. A associação entre a hipomineralização molar-incisivo e a cárie dentária com o estatuto socioeconómico como variável explicativa num grupo de crianças finlandesas. Revista Internacional de Investigação Ambiental e Saúde Pública. 2018 Jul;15(7):1324.

35 Giuca MR, Cappe M, Carli E, Lardani L, Pasini M. Investigação das Características Clínicas e dos Factores Etiológicos em Crianças com Hipomineralização dos Incisivos Molares. Revista internacional de odontologia. 2018;2018.

36 .de Aguiar Grossi J, Cabral RN, Ribeiro AP, Leal SC. Restaurações híbridas de vidro como alternativa para restauração de molares hipomineralizados no modelo ART. BMC oral health. 2018 Dec;18(1):65.

37 . Saitoh M, Nakamura Y, Hanasaki M, Saitoh I, Murai Y, Kurashige Y, Fukumoto S, Asaka Y, Yamada M, Sekine M, Hayasaki H. Prevalência da hipomineralização dos incisivos molares e diferenças regionais no Japão. Saúde ambiental e medicina preventiva. 2018 Dec;23(1):55.

38 Kilis-Pstrusinska K, Medynska A, Chmielewska IB, Grenda R, Kluska Jozwiak A, Leszczynska B, Niedomagala J, Olszak-Szot I, Miklaszewska M, Szczepanska M, Tkaczyk M. Perception of healthrelated quality of life in children with chronic kidney disease by the patients and their caregivers: multicentre national study results. Quality of Life Research. 2013 Dec 1;22(10):2889-97.

39 Gorbatova MA, Utkina EI, Zinchenko GA, Grjibovski AM, Popova DA, Popov VA, Gorbatova LN. Hipomineralização molar-incisivo em crianças de 12 anos de idade na região de Arkhangelsk. Stomatologiia. 2019;98(2):64- 6.

40 Uhlen MM, Valen H, Karlsen LS, Skaare AB, Bletsa A, Ansteinsson V, Mulic A. Treatment decisions regarding caries and dental developmental defects in children-a questionnaire-based study among Norwegian dentists. BMC oral

health. 2019 Dec;19(1):80.

41 . Marthaler TM. Mudanças na cárie dentária 1953-2003. Caries Res. 2004;38(3):173-81.

42 Koch G, Hallonsten AL, Ludvigsson N, Hansson BO, Holst A, Ullbro C. Estudo epidemiológico da hipomineralização idiopática do esmalte em dentes permanentes de crianças suecas. Community Dent Oral Epidemiol. 1987;15(5):279-85.

43 Fearne J, Anderson P, Davis GR. Estudo microscópico de raios X 3D da extensão das variações na densidade do esmalte nos primeiros molares permanentes com hipomineralização idiopática do esmalte. Br Dent J. 2004;196(10):634-8.

44 . Jalevik B, Noren JG. Hipomineralização do esmalte dos primeiros molares permanentes: um estudo morfológico e um levantamento dos possíveis factores etiológicos. Int J Paediatr Dent. 2000;10(4):278-89.

45 Croll TP. Criando a aparência de desmineralização do esmalte branco com resinas coladas. J Esthet Dent. 1991;3(1):30-3.

46 . Leppaniemi A, Lukinmaa PL, Alaluusua S. Hipomineralizações não fluoretadas nos primeiros molares permanentes e o seu impacto na necessidade de tratamento. Caries Res. 2001;35(1):36-40.

47 .van Amerongen WE, Kreulen CM. Cheese molars: um estudo piloto da etiologia das hipocalcificações nos primeiros molares permanentes. ASDC J Dent Child. 1995;62(4):266-9.

48 Weerheijm KL, Groen HJ, Beentjes VE, Poorterman JH. Prevalência de molares de queijo em crianças holandesas de onze anos de idade. ASDC J Dent Child. 2001;68(4):259-62, 29.

49 Weerheijm KL, Jalevik B, Alaluusua S. Hipomineralização molar-incisivo. Caries Res. 2001;35(5):390-1.

50 Jalevik B. Prevalência e Diagnóstico da Hipomineralização Molar-Incisivo (MIH): Uma revisão sistemática. Eur Arch Paediatr Dent. 2010;11(2):59-64.

51 Alaluusua S. A etiologia da Hipomineralização Molar-Incisor: Uma revisão

sistemática. Eur Arch Paediatr Dent. 2010;11(2):53-8.

52 Crombie F, Manton D, Kilpatrick N. A etiologia da hipomineralização molar-incisivo: uma revisão crítica. Int J Paediatr Dent. 2009;19(2):73- 83.

53 . Fagrell TG, Ludvigsson J, Ullbro C, Lundin SA, Koch G. Etiologia de opacidades de esmalte demarcadas graves - uma avaliação baseada em dados médicos e sociais prospectivos de 17.000 crianças. Swed Dent J. 2011;35(2):57-67.

54.Nanci A. Ten Cate's oral histology : development, structure, and function: Mosby, St. Louis, Mo, EUA; 2003.

55. Simmer JP, Hu JC. A formação do esmalte dentário e o seu impacto na medicina dentária clínica. J Dent Educ. 2001;65(9):896-905.

56.He P, Zhang Y, Kim SO, Radlanski RJ, Butcher K, Schneider RA, et al. Diferenciação de ameloblastos no dente humano em desenvolvimento: efeitos das matrizes extracelulares. Matrix Biol. 2010;29(5):411-9.

57. Bartlett JD. Desenvolvimento do esmalte dentário: proteinases e os seus substratos da matriz do esmalte. ISRN Dent. 2013:684607.

58. Ronnholm E. Um estudo microscópico eletrónico da amelogénese em dentes humanos. I. A estrutura fina dos ameloblastos. J Ultrastruct Res. 1962;6:229-48.

59. Reith EJ, Ross MH. Evidência morfológica da presença de elementos contrácteis nos ameloblastos secretores do rato. Arch Oral Biol. 1973;18(3):445-8.

60.Hu JC, Chun YH, Al Hazzazzi T, Simmer JP. Enamel formation and amelogenesis imperfecta. Cells Tissues Organs. 2007;186(1):78-85.

OBRIGADO

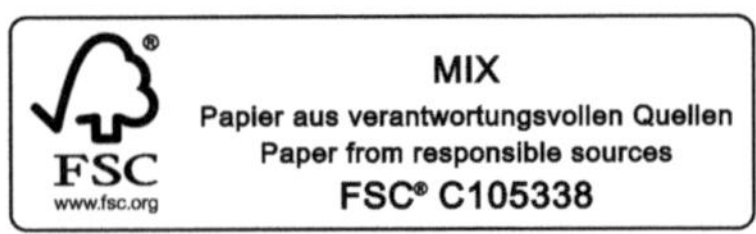

Printed by Books on Demand GmbH, Norderstedt / Germany